L'ORGANISATION DU TRAVAIL

EN FRANCE

PAR L'AGRICULTURE, L'INDUSTRIE, LA NAVIGATION ET LE COMMERCE,

Pour plus de 24 millions de travailleurs de 100 professions différentes,

AVEC

ACCROISSEMENT DE SALAIRES, — DE SÉCURITÉ, — DE PROSPÉRITÉ — ET DE FORCES PAR DES MOYENS QUI AUGMENTERAIENT LE CRÉDIT ET LES RICHESSES DE 30 MILLIARDS EN PLUS QUE DANS LEUR ÉTAT ACTUEL DE DÉSORGANISATION.

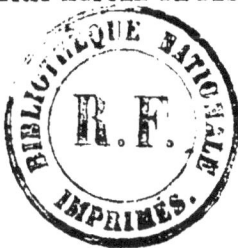

Prix : 10 centimes.

Paris,

CHEZ LEVY, 13, PLACE DE LA BOURSE.

1848

L'ORGANISATION DU TRAVAIL

EN FRANCE

Par l'Agriculture, l'Industrie, la Navigation et le Commerce

Pour plus de 24 millions de travailleurs de 100 professions différentes.

───────⟫○○○⟪───────

Nous démontrerons d'abord les causes de la dépréciation des richesses du pays et les vices de leur organisation, qui mettent en péril le Gouvernement et l'ordre social (*).

Un gouvernement astucieux et corrompu (**) a été chassé par la révolution du 24 février 1848, dont est née la république, que l'unanimité des citoyens accepte. D'ailleurs la royauté pour le jeune comte de Paris plaçait encore le Pouvoir en danger d'être compromis par les nombreux courtisans des deux Chambres et des Administrations, qui ont, par faiblesse ou improbité, fait perdre la couronne à Louis-Philippe, et conséquemment à ses descendants.

Par suite est venue la divulgation du déficit existant, avant la révolution, dans les affaires de l'Etat et dans celles des commerçants, déficit dont l'ensemble s'élève à environ trois milliards.

Par suite, il fallait, dès la fin de février, décréter l'accroissement du capital de chaque banque privilégiée, et accroître aussi le personnel des comités d'escompte. Ainsi on aurait maintenu la circulation de toutes valeurs solvables, soutenu le crédit et conservé le cours au numéraire que chaque banque pouvait attirer à elle en échange de son papier de portefeuille ou de récépissés de marchandises négociables (que les banques auraient dû prendre directement à l'escompte); et cela en bonifiant des intérêts à 1 ou 2 p. 100 au dessous du taux, qu'elle aurait eu la facilité d'élever jusqu'à 8 p. 100 par an, si les besoins du service l'eussent exigé.

Par suite, il n'y aurait pas eu nécessité de donner le cours forcé aux billets de banque; mais si cette mesure fût devenue nécessaire, on aurait pu la réaliser sans dépréciation sur ces valeurs : par l'un

────────────────────

(*) Dès le 14 mars, nous avons remis au citoyen Berthelot, commissaire du gouvernement au Havre, un aperçu général de ce *Mémoire*, dont nous n'avons plus entendu parler par suite du renvoi de ce commissaire; cependant nous avons appris indirectement qu'il a été communiqué à la Banque du Havre.

(**) Son machiavélisme a aussi implanté au Havre la corruption; c'est ce que nous avons critiqué et prouvé par dix *Mémoires* différents, publiés de 1838 à 1846.

et l'autre de ces moyens il n'y aurait pas eu le quart du discrédit existant actuellement, qui désorganise l'Industrie, la Navigation, le Commerce, dont les travaux sont malheureusement réduits des deux tiers.

Par suite, on est arrivé à commettre deux fautes évidentes : le décret du 5 mars, qui crée intempestivement de nouvelles banques alors presque impossibles ; — puis les menaces de *journaux semi-officiels*, qui ne comprennent l'organisation ni du crédit, ni des richesses, ni du travail. On demandait pour ces nouvelles banques des souscriptions à ceux qui ne le pouvaient, et à ceux qui craignaient que ces établissements, improvisés et nés en temps de crise financière, ne restassent toujours sans succès, étant entachés du mal de leur origine.

Par suite, l'épouvante a fait resserrer de plus en plus le numéraire, les uns craignant de le perdre, les autres le retenant avec prudence, long-temps avant l'échéance de leurs obligations, afin d'être sûrs d'échapper aux poursuites judiciaires.

Par suite de cet ensemble de circonstances, toutes les richesses mobilières et immobilières se trouvent successivement dépréciées aujourd'hui d'environ 33 milliards de francs, comme nous le démontrerons plus loin, par l'effet de l'insuffisance de richesses réelles disponibles pour acheter celles mises en vente afin de solder les déficits. Déficits que l'on a encore accrus par le décret du 10 mars, qui institue une Commission pour rendre la liberté aux esclaves des colonies : si on en juge par la république des Etats-Unis, qui a plus de 3 millions d'esclaves. Cette disposition est très fausse, surtout en ces temps de discrédit ; car on a de la sorte déprécié les richesses des Colons d'environ 900 millions de francs, perte dont le contrecoup atteint encore le Commerce maritime.

Voilà donc comment on a fait suspendre les affaires d'un très grand nombre de commerçants, de manufacturiers, d'armateurs de navires et d'entrepreneurs, qui ont forcément mis sans travaux des millions d'ouvriers !...

Cette situation si extraordinairement malheureuse est encore aggravée et entretenue, — par ceux qui ne se rallient pas assez franchement au nouveau Pouvoir républicain ; — par ceux qui n'ont ni assez de modération envers ces gens tièdes, ni connaissance du travail, du crédit et des richesses, qu'ils désorganisent de la sorte par des innovations absolument contraires au but qu'ils veulent atteindre ; — par ceux appelés aux Elections, qui occasionnent des mouvements, des rassemblements tumultueux, en présentant des candidats plus ou moins capables et dignes. En effet, parmi les nombreux candidats, on en voit qui ont été auteurs ou fauteurs de la corruption (*); d'autres se posent, dans leur erreur, démolisseurs des lois existantes et de l'ordre social ; pourtant ces ultrás ruinent ainsi le gouvernement, qu'ils veulent, comme nous, constituer... Espérons que justice sera rendue par le bon sens des Electeurs.

(*) C'est ce que nous voyons relativement aux affaires du port du Havre, où l'on voudrait encore faire prédominer des intérêts particuliers sur l'intérêt national.

Mais les Electeurs savent-ils assez que la réorganisation du travail, du crédit et des richesses, est indispensable à notre Révolution républicaine pour la paix comme pour la guerre?...

Les Electeurs savent-ils qu'il est très essentiel que les représentants et les ministres soient, par leurs connaissances spéciales, capables d'établir une constitution avec des lois accessoires, tendant à accroître et à perfectionner toujours l'agriculture, l'industrie, la navigation et le commerce. Avantages qui accroîtraient à la fois — les travaux de toutes sortes, — les salaires des ouvriers, — les recettes de l'Etat, — la fraternité de tous par la prospérité ; — la valeur des propriétés, qui sont le capital du travail, dont on se sert pour tirer les richesses de la terre exploitable, et pour féconder l'action industrielle ?...

Les Electeurs comprennent-ils assez que l'élévation du taux des propriétés importe beaucoup au bien-être de toutes les classes des travailleurs, vérités complexes et très importantes à examiner? Nous les mettrons à la portée du jugement de tout le monde, en considérant que les établissements industriels, comme les maisons des villes, sont réellement diminués d'un tiers de leur valeur. Est-ce qu'il est possible d'établir de semblables constructions sans se ruiner, s'il n'est pas exigé que le terrain diminue d'un tiers de sa valeur antérieure, et que la main-d'œuvre diminue aussi d'un tiers de son ancien prix, tant pour les matériaux que pour les nombreux travaux de la construction ?...

Les Electeurs comprendront ainsi que, si le faux système de finances et de l'organisation du travail que l'on suit allait jusqu'à abaisser de moitié la valeur des propriétés, on déterminerait positivement une réduction proportionnelle de moitié du prix des salaires des briquetiers, des maçons, des charpentiers, des couvreurs, des menuisiers, des serruriers, des peintres : il en serait à peu près de même du salaire des nombreux ouvriers de l'industrie et de l'agriculture.

Il reste donc bien démontré que l'intérêt particulier de tous les travailleurs est de toujours maintenir l'ordre public, et de faire le choix de Représentants qui sachent, par leurs connaissances spéciales, faire progresser la valeur des propriétés, parce qu'elles sont le taux naturel du prix des salaires.

Ces vérités, de si grandes conséquences, sont encore prouvées par toutes les époques où les richesses ont été le plus développées. Alors on a toujours vu que cette pression des richesses fait — accroître le crédit, — abaisser le taux des intérêts, — produire le plus de travaux avec les meilleurs salaires pour les ouvriers, — augmenter le plus les recettes de l'Etat... Malheur pour tous... malheur pour les Représentants et pour les Ministres qui n'ont pas la spécialité ou l'intelligence nécessaire pour comprendre bien justement les quatre grandes sources en question de tout crédit et de toutes richesses, parce qu'elles sont le capital du travail !

Pour éclairer encore ces très graves questions complexes et abstraites (dont les connaissances ne sont pas répandues, bien qu'elles soient indispensables pour consolider l'ordre social), nous croyons très utile de présenter sommairement, à l'aide de statistiques, l'état des richesses, capital du travail, pour — montrer leur nature, — indiquer la dépréciation des richesses qui aujourd'hui réduisent si désavantageusement les travaux et le crédit ; — apprécier les modifications nécessaires à la législation des richesses, afin de faciliter les services financiers, afin de favoriser et accroître toutes les affaires du commerce, ainsi que toutes les entreprises de travaux durant la paix, et même durant la guerre.

ÉTAT DES RICHESSES DE LA FRANCE EN 1848 AVANT LA RÉVOLUTION DE FÉVRIER, PRÉSENTÉ EN SIX CATÉGORIES (*)

Première Catégorie. — Numéraire.

3 milliards de francs en numéraire : c'est à chacun des 35 millions d'habitants de la France 85 fr. 71 c. pour servir aux diverses transactions d'affaires; mais le discrédit et les craintes retiennent moitié du numéraire, ce qui ne laisse à la circulation que 42 fr. 85 c. pour chaque individu, et même un tiers de moins si le numéraire n'est que de 2 milliards, comme on le dit.

2e Catégorie. — Richesses négociables.

4 milliards de francs environ en papier du grand et du petit commerce, représentatif des marchandises, des travaux, du crédit et du passif d'un très grand nombre de personnes ; de plus, il pouvait exister un milliard de papier qui n'était pas négocié.

6 milliards environ de rente due par l'état, en y comprenant 350 millions de bons sur le trésor, 60 millions dus aux caisses d'épargne, en outre ce dont l'équité commande de tenir compte pour la dépréciation des rentes achetées pour les ouvriers, et les 340 millions manquant aux services, d'après l'inventaire présenté par le ministre Garnier-Pagès; et cela sans comprendre la garantie de l'État sur les billets de banque ayant cours forcé.

3 milliards d'actions industrielles négociables, tels que chemins de fer, canaux, fabriques du fer, manufactures de cotons, laines, etc.

4 milliards de richesses du commerce maritime et de la pêche, dont 20,817 navires jaugent 681,036 tonneaux en 1846, à le tonneau, y compris leurs cargaisons en cours de voyages, les marchandises à la vente chez l'étranger et les marchandises en France, comptées jusqu'à huit mois après leur arrivée, parce qu'elles sont livrées à l'industrie avec du cré-

20 milliards.... *A reporter.*

(*) Ceux qui croiront avoir des statistiques plus justes que celles que nous présentons devront établir leurs rectifications; les différences devront seulement modifier les résultats que nous indiquons.

20 milliards..... *Report.*

    dit. Le commerce extérieur (importations et exportations) a été, pour chacune des années 1845 et 1846, d'environ 2 milliards 500 millions de francs.

20 Soit ensemble 20 milliards de richesses négociables, lesquelles (avec le retrait du numéraire) sont aujourd'hui, 15 avril, dépréciées d'environ moitié. Ce déficit produit la plus grande perturbation surtout dans le commerce, la navigation et l'industrie; d'où est résultée la cessation des travaux d'un grand nombre d'ateliers. Ainsi ce déficit ou retrait des richesses dans la circulation est d'au moins 10,000,000,000

3ᵉ Catégorie. — *Richesses négociables.*

6 milliards de richesses — en marchandises du grand et du petit commerce, — en actions de mines de charbon, de sel, de minerai, etc. On peut estimer que la dépréciation de ces richesses est d'à peu près un tiers, soit 2,000,000,000

4ᵉ Catégorie. — *Richesses négociables.*

600 millions de richesses que représentent les actions des banques autorisées par le gouvernement, y compris leurs billets en circulation dont le cours est forcé.   *Mémoire.*

5ᵉ Catégorie. — *Richesses supportant des droits de mutation d'à peu près 10 pour 100.*

6,400 millions de francs en propriétés, — mines de charbons, de sel, de fer; — canaux; — manufactures de divers tissus, du fer; — ateliers des divers machines pour l'industrie, y compris les outillages. — Ces richesses sont dépréciées du tiers environ, soit. 2,133,000,000

33 milliards de richesses, dont le retrait ou la dépréciation est, au 15 mars, d'environ. . 14,133,000,000
    On peut apprécier que 28 milliards des richesses ici désignées sont afférents à l'industrie, à la navigation et au commerce; mais 7 milliards environ sont la propriété des rentiers et des agriculteurs : la dépréciation sur ces richesses étant d'au moins 11

33 milliards.... *A reporter.* 14,133,000,000

33 milliards.... *Report* 14,133,000,000

milliards. Ainsi l'industrie, la navigation et le commerce ne possèdent donc actuellement *que 10 milliards de capital réel, ce qui est très insuffisant, comme le prouve aussi ce déficit.*

27 milliards environ de propriétés des villes et des faubourgs, y compris les habitations de plaisance à la campagne, et tous les mobiliers. Nous évaluons que ces propriétés sont dépréciées du tiers, soit. 9,000,000,000

6ᵉ *Catégorie. — Richesses agricoles, dont partie des produits sont négociables.*

90 milliards de richesses agricoles, immobilières et mobilières, dont voici l'origine et l'énumération :

    23,300,000 hectares de terre de la grande culture, y compris vergers et châtaigneraies.

    2,500,000 hectares de la petite culture, potagers, jardins, olivettes, mûriers, pépinières, houblonnières, oseraies, pastel et garance.

    3,525,000 hectares de pâturages pour engrais, les élèves de bestiaux, laitages, etc.

    3,475,000 hectares de prés à faucher.

    2,200,000 hectares de vignobles.

    35,000,000 hectares, où il y a de grandes améliorations à réaliser; ce qui pourrait en élever le capital et accroître les produits d'environ un quart. La valeur moyenne nous l'apprécierons à 1,900 fr. l'hectare (*), soit pour le total. 66,500,000,000

Le produit annuel de ces terres pourrait être élevé en moyenne, pour 28 millions d'hectares, à 400 fr. l'hectare; mais les vices existant dans l'organisation de l'agriculture font

150 milliards.... *A reporter* . 66,500,000,000 | 23,133,000,000

(*) Il y a des vignobles de dix fois cette valeur moyenne; les meilleures terres du département du Nord, etc., valent environ cinq fois plus que les terres inférieures de la Sologne, etc., où l'on ne pourrait pas cultiver si l'on imposait le libre échange.

150 (milliards.... *Reports*. .		66,500,000,000	23,133,000,000

qu'elle ne rend pas tout ce qu'elle pourrait rendre. Dans l'état actuel de l'agriculture, nous apprécions ses produits à 300 fr. par hect., soit 10,500,000,000 fr. La consommation par la culture est d'environ 4,500,000,000 francs pour nourriture des personnes, des bestiaux, ainsi que pour les semailles et les engrais. Le reste des produits mis en vente est de. . .   6,000,000,000

Le mobilier de la culture, les récoltes en terre, les instruments aratoires, les approvisionnements, les bestiaux (dont le nombre et la valeur devraient être, avec des améliorations, d'un milliard de plus que présentement), environ. .   7,000,000,000

Nous rapportons ici les 35,000,000 hect. de terre ci-dessur désignés.

7,000,000 hectares de terre en bois, dont 486,000 en futaie et parcs; la valeur est très variable (*), nous apprécions que la moyenne du prix est d'environ 1,300 f. l'hectare, soit   9,100,000,000

Le produit annuel de ces bois est d'environ 8 pour

150	42,000,000	*A reporter* 88,600,000,000	23,133,000,000

(*) Il y a de grandes étendues de terrains dont le sol est plus ou moins improductif et est dénudé; cependant il y a des améliorations à opérer.

150 | 42,000,000   *Reports*   88,600,000,000 | 23,133,000,000

cent du capi-
tal, y compris
les frais d'ex-
ploitation et
transports ,
soit . . .   728,000,000

1,000,000   hectares de
marais et d'é-
tangs, où il
est possible
d'apporter gé-
néralementde
grandes amé-
liorations, à
400 fr. l'hect.   400,000,000

3,840,000   hect. de lan-
des, bruyè-
res, monta-
gnes, à 250 f.
l'hectare, y
compris les
produits . .   960,000,000

5,660,000   hectares de
routes, riviè-
res, canaux,
rochers. La
valeur de
l'emplacement
des villes est
déjà comptée.   *Mémoire.*

——————
52,500,000   hectares, c'est
la surface tota-
le de la Fran-
ce . . . .   *Mémoire.*

Le total des richesses
agricoles de la France est
donc d'environ   90,688,000,000

L'effet du retrait du numéraire ou de la
dépréciation des autres richesses désignées
aux 2e, 3e, 4e et 5e catégories, déprécie
à la fois les richesses agricoles d'environ 10
pour 100, soit..   9,068,800,000

A quoi il faut encore ajouter les pertes de
richesses causées par le décret du   mars,
qui institue une commission pour rendre la

150 milliards.... *A reporter*   32,201,800,000

150 milliards....   *Reports*   32,201,00,8000
liberté aux noirs de nos colonies, mesure si
préjudiciable au commerce maritime, et qui
occasionne pour les colonies une perte d'environ. 900,000,000

150 milliards. **Total général** des richesses de
=== la France, dont la dépréciation ou le retrait
depuis février 1848 est actuellement de . 33,101,800,000

D'après cet Etat, nous estimons à 150 milliards de francs les
propriétés existant avant la révolution, dont 10,500 millions sont
des valeurs fictives..... Par ce même Etat, nous démontrons qu'il
y a, au 15 avril, non seulement retrait de numéraire et dépréciation de richesses, dans le capital du travail, pour 33 milliards de
francs, mais encore diminution proportionnelle dans tous les travaux, comme on le voit par les nombreux bras restés dangereu-
sement oisifs et improductifs...

Pour réorganiser les richesses, capital du travail, il faut, comme
nous l'avons dit, que les hommes appelés à produire une constitution et des lois accessoires aient bien l'intelligence et les
connaissances spéciales, pour que leur génie juge à la fois les améliorations nécessaires à l'agriculture, à l'industrie, à la navigation
et au commerce, qui s'alimentent et se soutiennent réciproquement
quand il y a entre eux pondération. Ce sont donc ces quatre grandes sources de toutes prospérités qu'il faut savoir bien apprécier
pour les équilibrer et pour les faire progresser, parce qu'ainsi on
en obtiendra—le plus de travaux, — les plus forts salaires pour les
ouvriers, — le plus de crédit avec les moindres intérêts, — le plus
de richesses, capital de tous travaux pour la paix et la guerre; —
les plus fortes recettes de l'Etat, — le plus de produits qui ob-
tiendraient, par suite du bien-être général, une prompte consommation. Ceux qui voudraient favoriser une de ces sources du
travail aux dépens d'une autre (tel que le libre échange) détermine-
raient de l'anarchie, et seraient presque aussi éloignés de la vérité
que l'est la Commission du Luxembourg, qui, sans comprendre l'organisation du travail que nous venons de définir ici pour plus de
vingt quatre millions de travailleurs, a cru s'en occuper en statuant
sur quatre à cinq cent mille ouvriers de l'industrie des grandes villes (*). Cette commission est ainsi arrivée, sur cette question qu'elle
a faussée et dirigée vers *le communisme*, à produire une déception

---

(*) Il y a nécessité de faire une loi qui consacre aux ouvriers malades ou inva-
lides des encaisses, que l'on peut obtenir — 1° par une haute paie pour tous travaux faits après les heures du travail ordinaire, ou faits durant les dimanches et
les fêtes observées; cette haute paie, qui serait de la moitié du prix de la journée,
arriverait à la caisse des ouvriers; — 2° par le prélèvement de la moitié au moins
sur toutes les amendes prononcées d'après des règlements affichés dans les ateliers; — 3° par des amendes prononcées par les prud'hommes, les juges de paix et
les autres tribunaux; — 4° par des dotations diverses, comme cela a lieu pour les
hospices. Ainsi, l'honnête ouvrier invalide pourrait recevoir, s'il ne voulait aller à
'hôpital, une rémunération à son domicile.

qui, contrairement à ses intentions, a encore désorganisé le travail.

Tous ces désorganisateurs sont, dans l'époque actuelle, de très dangereux auxiliaires du Gouvernement, parce qu'ils compromettent l'ordre social,... et poussent la nation vers la plus terrible anarchie... C'est ce que l'on peut encore facilement éviter par de sages dispositions que nous allons indiquer :

1° *Réorganisation du crédit, des finances et du travail, en comblant l'abîme des déficits par la libre circulation de richesses immobilières affranchies de droits.*

Nous avons démontré qu'il y avait, avant la révolution républicaine, environ 26 milliards de richesses négociables, et qu'elles sont présentement dépréciées, avec retrait du numéraire, d'au moins douze milliards, par les causes déjà énoncées... Ce déficit atteint directement l'Industrie, la Navigation et le Commerce, où tout est bouleversé, où il n'y a presque aucun crédit... Ainsi il y a très peu d'armateurs qui pourraient, même avec la confiance dans l'avenir, expédier des navires, faute de valeurs négociables. Il en est de même de l'Industrie, qui ne peut guère faire marcher ses ateliers, bien que les prix des matières premières soient beaucoup abaissés, parce que les produits de l'Industrie sont proportionnellement encore plus bas : en effet, ceux qui possèdent des richesses ne peuvent acheter guère de produits, faute de valeurs échangeables. C'est donc bien par des sentiments de devoir et d'humanité que les manufacturiers font marcher leurs fabriques, et que toutes personnes se cotisent pour ouvrir des ateliers dans les villes et dans les campagnes, afin d'assurer une existence honnête aux ouvriers par le travail.

Il faut donc que le Gouvernement se hâte de remédier à cette fâcheuse situation, par des moyens qui relèveraient le crédit, qui feraient affluer considérablement les richesses pour combler l'abîme des déficits déjà exposés. Cela aurait lieu aussitôt la libre circulation de partie des richesses immobilières s'élevant à environ 110 milliards de francs, dont plus de la moitié est dans des mains parfaitement libres d'en disposer; mais qui ne le peuvent, parce qu'il faut payer environ 10 pour 0|0 de droits et de frais, avec des délais de trois mois. On ne peut guère non plus donner des richesses immobilières en gages (*hypothèques, avec des délais de onze jours, pour se saisir du capital diminué d'environ 3 pour 0|0, compris la quittance*); car aujourd'hui les détenteurs du numéraire ne veulent pas s'en dessaisir, par crainte d'être remboursés en papier-monnaie. Certes notre législation est sur ce point très vicieuse, *puisqu'elle met en péril l'ordre social en maintenant la généralité des habitants dans un état de gêne ou de pauvreté insupportable au milieu de considérables richesses et les plus réelles de la France, auxquelles on ne peut en quelque sorte toucher.* Nous connaissons de nombreuses personnes qui, comme nous, se trouvent avoir des propriétés à la campagne et à la ville, où il n'y a même pas d'hypothèque, sans pouvoir, durant la crise financière actuelle, venir en aide à ceux qui ont leurs affaires en

souffrance, parce que l'on ne peut se procurer de valeurs échangeables. Bien qu'il y aurait moins de droits d'hypothèques, le fisc
ne perdrait pas, parce que les mutations de propriétés devien-
draient plus fréquentes. De plus, la prospérité qui en resulterait
accroîtrait les recettes de l'État.

Si donc la septième partie seulement des richesses immobilières, soit 16 milliards de francs, devenait des valeurs négociables,
qui viendraient éteindre les prêts hypothécaires échus, et qui se
déverseraient aussi dans toutes les entreprises et les transactions
d'affaires aujourd'hui suspendues, aussitôt on verrait successivement—le crédit renaître avec diminution des intérêts, — le travail
s'accroître avec l'amélioration des salaires des ouvriers, — les recettes de l'Etat augmenter avec la réapparition du numéraire dans
tous les services, parce qu'alors ses détenteurs craintifs trouve-
raient à l'échanger sûrement contre d'excellents titres de propriété
productifs d'intérêts... De plus, la loi que nous demandons donne-
rait une affluence de bonnes valeurs de facile échange, qui non
seulement feraient abaisser beaucoup le taux des intérêts, mais
encore produiraient un plus grand nombre de capitalistes à même
de réaliser une quantité considérable de travaux faisant progresser ou l'Agriculture, ou l'Industrie, ou la Navigation, ou le Commerce, c'est-à-dire cent professions différentes. Alors chacun y
concourrait avec plus d'aisance et moins de dangers, puisque des
valeurs réelles pourraient remplacer celles fictives; chacun des emprunteurs trouverait par ses travaux utiles et productifs les res-
sources nécessaires pour éteindre la dette. Ainsi toutes les entreprises se développeraient mieux en répandant aussi la prospérité
sur toute la France.

Voilà comment notre Révolution républicaine, aujourd'hui si
malaisée, peut se consolider promptement et se faire comprendre
très avantageusement à l'intérieur... et à l'extérieur..., parce qu'a-
lors il y aurait possibilité d'achever toutes les entreprises de chemins de fer, de ports, etc., sans l'intermédiaire du Gouvernement,
qui toujours a beaucoup trop d'affaires à mener, ainsi que nous
l'avons prouvé en démontrant la fausseté de l'organisation des travaux publics (*). La France pourrait en même temps faire face à
tous ses besoins durant la paix et même durant la guerre...

(*) Le Pouvoir devrait opérer comme en Angleterre, en Hollande et aux Etats-
Unis, et n'intervenir dans les travaux publics que pour la répression des abus, et
fournir rarement des finances. Dans ces pays, ce sont les Localités avec leurs res-
sources et celles que donnent les associations qui fournissent le capital nécessaire
aux travaux publics.
S'il en avait été ainsi en France, — on n'aurait pas vu au Havre l'effrontée corruption, qui est parvenue à faire dépenser environ les deux tiers de 32 millions des
deniers publics, votés pour la réalisation de *Projets vandales*; ce que l'Administration des travaux publics a imposé astucieusement, avec violation des Lois et
malgré la protestation de plus 5000 Pétitionnaires, parce qu'elle avait en vue de
faire prédominer des intérêts particuliers de spéculations de terrains sur l'intérêt
général de ce port!... — On n'aurait pas vu aussi l'effrontée intrigue de courtisans,
qui, pour faire prédominer des intérêts particuliers, exécute encore actuellement
trois millions de travaux dans la Seine maritime, d'après le Projet de MM. Bles-
champs et Doyat. Projet machiavélique qui ferait anéantir les ports du Havre et
d'Honfleur, et qui réduirait encore la navigation au port de Rouen.... Dispositions

A décréter d'urgence.

Pour chaque arrondissement dans lequel l'Industrie sera développée, ou pour la réunion de plusieurs arrondissements contigus, il est permis d'organiser des associations d'emprunts sur immeubles, sous le nom de *Banque immobilière des arrondissements de ****, dont le capital sera les 8|10mes tout au plus de la valeur des propriétés agricoles, et les 5|10mes de la valeur des propriétés des villes. Le tout serait affecté en première hypothèque; les appréciations seraient faites par trois arbitres assermentés, afin de donner plus de confiance. — Ces emprunts négociables, par endos ou au porteur, par titre de 10000 francs, 5000, 1000, 500 et 250 francs. — Les 19|20mes seraient remis au propriétaire, et l'autre 20me resterait, si besoin était, à la disposition de la Banque pour alimenter son service (l'acquit des intérêts, frais, etc.), et il en serait rendu compte à chaque actionnaire emprunteur. — Chacun des titres produirait des intérêts pendant toute leur durée de 1, 2, 3, 4, jusqu'à 9 années, payables tous les ans, à raison de 3 pour 100 l'an, à la Caisse où la dette a été hypothéquée, ainsi qu'à la Caisse centrale de chaque département de la France, qui pourrait aussi en faire l'échange contre d'autres valeurs. — L'acquit du titre se ferait toujours à la Banque d'où il serait émané, parce que le débiteur trouverait là toutes les facilités nécessaires pour effectuer sa libération par des dépôts faits à l'avance, et pour au besoin renouveler ses titres en totalité ou en partie. — Tous les titres, affranchis de droits, seraient établis *sur un papier inaltérable, comme celui des banques,* et porteraient le nom de la ville où la Banque aurait son siége; le numéro de l'inscription de l'hypothèque; le nom de la commune où serait située la propriété, avec le numéro du cadastre; le numéro de l'assurance contre l'incendie et la grêle, parce que toutes les propriétés d'un ou de plusieurs départements se garantiraient mutuellement. — L'échéance des intérêts étant réglée sur le titre pour chaque année, le mot *payé* y tiendrait lieu de quittance. — Ces titres négociables porteraient trois signatures : 1° celle du propriétaire emprunteur, 2° celle du Directeur de la Banque, et 3° celle du Contrôleur. — Chaque Banque rendrait un compte public de sa situation tous les six mois; un exemplaire en serait adressé au Gouvernement. — Afin de détruire toutes craintes de remboursement en papier-monnaie ou assignats, à ceux qui retiennent aujourd'hui le numéraire sans vouloir le prêter, même sur hypothèque, on leur laisserait la faculté de retarder le débours du-

---

prises à l'aide de l'erreur, à dessein de chasser le Commerce maritime de ces Localités, pour en recueillir partie au Tréport, où l'on a projeté un grand établissement commercial perfectionné pour donner 60 à 100 millions de plus-value au domaine du château d'Eu. Pourtant si on voulait faire l'application des Lois pénales aux auteurs et aux fauteurs de ces infidèles Projets, on pourrait les rendre responsables des sommes déjà gaspillées.... Toutes ces questions sont prouvées dans nos *Mémoires* publiés et mis en vente au Havre, et à Paris, chez M. Renard, librairie du Commerce, rue Sainte-Anne, 71.

rant trois annéès après l'échéance des titres, qui ne devraient alors qu'un pour cent d'intérêt par an. — Cependant le remboursement serait encore facultatif au porteur du titre, mais il serait tenu d'avertir au moins 3 mois à l'avance la Banque où l'acquit du titre devrait s'effectuer.

L'administration des Banques se changerait aussi d'éteindre toutes hypothèques sur les propriétés par l'emprunt même qu'elle opérerait, comme il est dit ci-dessus, ou par délégation des loyers ou des produits de la propriété durant un temps fixé, d'après les statuts de la Banque, établis dans le but de servir l'intérêt général des emprunteurs

Voir aussi pour renseignements les statuts des *banques prussiennes immobilières.*

Il nous reste à exposer cinq autres projets de loi pour faire progresser l'Agriculture, l'Industrie, la Navigation et le Commerce. Nous regrettons que la crise nous presse et nous en empêche : car alors nous aurions présenté complétement l'organisation du travail de plus de 24 millions de personnes pour la prospérité de tous et du Gouvernement républicain, qui se trouverait ainsi bien solidement établi sous la triple consécration de la Liberté, de l'Egalité et de la Fraternité.

Havre, le 14 mars, et Paris, le 18 avril 1848.

Vᶜ Dégenétais,
Ex-cultivateur et ex-négociant.

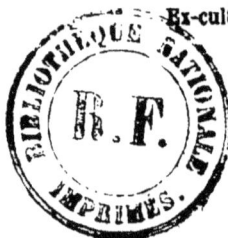

Paris. — Imprimerie de Guiraudet et Jouaust, rue Saint-Honoré, 315.

www.ingramcontent.com/pod-product-compliance
Lightning Source LLC
Chambersburg PA
CBHW050406210326
41520CB00020B/6482